DE

LA MYOCLONIE ÉPILEPTIQUE

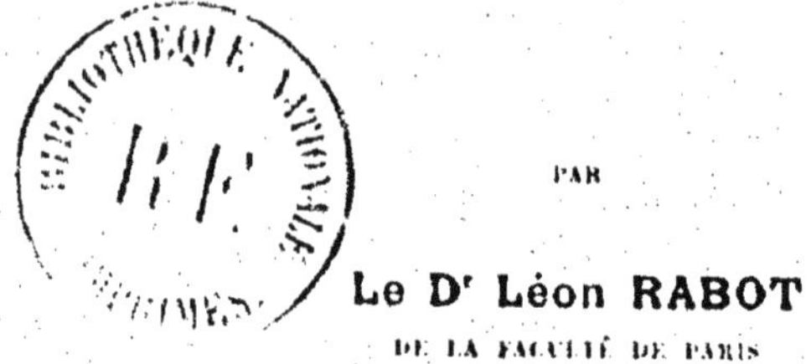

PAR

Le Dr Léon RABOT
DE LA FACULTÉ DE PARIS

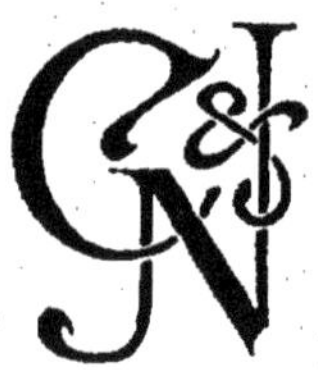

PARIS
GEORGES CARRÉ ET C. NAUD, ÉDITEURS
3, RUE RACINE, 3

1899

A LA MÉMOIRE DE MES GRANDS-PARENTS

A MON PÈRE ET A MA MÈRE

A MON FRÈRE

A MES PARENTS

A MES AMIS

A MES MAITRES DANS LES HOPITAUX

A MON PRÉSIDENT DE THÈSE

M. LE PROFESSEUR BROUARDEL

MEMBRE DE L'ACADÉMIE DE MÉDECINE
MEMBRE DE L'INSTITUT
COMMANDEUR DE LA LÉGION D'HONNEUR

AVANT-PROPOS

Au terme de nos études médicales, nous voulons remercier tous ceux qui ont été nos maîtres à la Faculté et dans les hôpitaux.

Nous adressons l'hommage de notre bien sincère reconnaissance à M. le Professeur Berger, à M. le Professeur agrégé Letulle, dans le service desquels nous avons passé nos meilleures années de clinique.

Nous voulons remercier M. Dide, interne des asiles de la Seine, à l'obligeance duquel nous devons les observations que nous publions dans ce travail.

Que M. le Professeur Brouardel, doyen de la Faculté, veuille bien accepter tous nos remerciements pour le grand honneur qu'il nous fait en acceptant la présidence de cette thèse.

INTRODUCTION

L'étude des myoclonies a récemment fait l'objet d'un grand nombre de travaux. Il nous a paru intéressant d'étudier cette manifestation convulsive n'excluant jamais la conscience et caractérisée par la contraction brusque d'un ou de plusieurs muscles de l'économie.

La volonté n'exerce pas d'influence sur ce phénomène et le sommeil ne le suspend pas, du moins chez les épileptiques.

Au début de notre travail nous ferons l'historique de la question et chercherons à mettre uniquement en lumière les points de bibliographie qui concernent les myoclonies des épileptiques.

Suivra la description symptomatique; nous l'appuierons des observations que nous avons pu recueillir.

Il nous restera à exposer les différentes conceptions touchant la pathogénie des symptômes qui nous occupent. Certains auteurs en ont fait une affection familiale, l'un des anneaux d'une chaine ayant pour point de départ la dégénérescence et pouvant donner le paramyoclonus multiplex, la chorée électrique, le tic non douloureux de la face, la maladie des tics de Gilles de la Tourette et

Guinon, la chorée fibrillaire. Nous tenterons de montrer pour quelle raison nous nous séparons de ces auteurs et relions étroitement la myoclonie à l'épilepsie.

Nous nous rattacherons, d'autre part, aux idées générales de l'école française touchant le caractère autotoxique de l'épilepsie et terminerons par quelques considérations thérapeutiques en insistant sur le point suivant : le traitement qui suspend parfois la grande attaque laisse subsister la myoclonie.

Les documents que nous sommes en mesure de publier ont été recueillis dans le service de M. le Dr Marandon de Montyel qui a gracieusement mis à notre disposition les observations de plus de deux cents épileptiques.

HISTORIQUE

Le premier auteur qui ait, à notre connaissance, décrit l'association des secousses myocloniques et de l'épilepsie, est Pritchard. Dès 1822, il avait remarqué que des accès de tremblement et des secousses musculaires s'observaient dans l'intervalle des attaques et venaient même les remplacer.

Delasiauve a laissé de l'épilepsie une remarquable monographie dans laquelle il a noté l'influence heureuse des maladies infectieuses intercurrentes, sur l'évolution de l'affection. Il connaissait bien aussi ces secousses, et elles étaient pour lui d'une grande importance, puisqu'il les mentionnait dans ses certificats.

Théodore Herpin, de Genève, a également décrit ce symptôme et les lignes qu'il y consacre sont souvent citées.

Hammond, de New-York, a tenté d'isoler un groupe de tremblements convulsifs qu'il a décrit, en 1867, dans un article resté classique.

Nous avons lu avec soin son travail et nous sommes arrivés à penser que dans la majorité des cas il s'agit tout simplement de myoclonies chez des épileptiques.

Observation I

(Hammond).

J.-H..., fermier, âgé de vingt et un ans, de constitution forte et robuste, présente toutes les apparences de la santé la plus parfaite.

A des intervalles variant de plusieurs semaines à plusieurs mois, il est sujet à des mouvements convulsifs dans presque toutes les parties du corps, qui ne sont pas cependant accompagnés de perte de connaissance, sauf une fois seulement. Les accès durent plusieurs heures, et pendant ce temps, le malade est absolument incapable d'exécuter aucun mouvement volontaire, par suite des violentes secousses dont ses extrémités sont agitées. Il lui est impossible de se tenir debout sans soutien et ne peut diriger ni ses mains ni ses pieds. Les muscles du langage sont également affectés, et, par conséquent, il est incapable de prononcer distinctement les mots qu'il essaie d'articuler.

Pendant toute la durée de l'accès son corps est baigné de sueurs froides, la circulation est accélérée, la fréquence de la respiration est accrue, il éprouve des douleurs persistantes à l'occiput et à la nuque.

Il affirme positivement que, sauf une seule fois, comme nous l'avons déjà dit, il a toujours conservé sa connaissance, et que, pendant la crise, son intelligence conserve toute sa lucidité.

La seule fois qu'il ait perdu connaissance, le paroxysme avait duré plusieurs heures, il était par suite très épuisé, et cet accident pouvait bien n'avoir été qu'une syncope. Cependant, il est possible qu'il s'agissait en pareil cas d'une attaque épileptique. Quand je le vis pour la première fois, la maladie remontait à plus de six années.

D'après la description qu'il me donna des accès, les muscles paraissaient affectés comme dans la chorée intense ; cependant, il est évident que cette affection n'est pas la chorée, car l'histoire clinique de cette dernière maladie ne comprend pas parmi ses symptômes des rémissions tellement prolongées.

La description de ces secousses est bien celle que nous retrouverons plus tard et l'accès signalé nous paraît être un accès épileptique.

L'auteur croit que plusieurs cas de Hugglings Jackson, considérés par ce dernier comme symptomatologiques de l'épilepsie, doivent être rapprochés des siens et décrits sous le nom de tremblements convulsifs. C'est à notre sens une question de mots et nous pensons que les secousses épileptiques peuvent être affirmées en l'absence même d'attaques généralisées typiques. Nous citerons un cas où, plusieurs années durant, les secousses furent les seules manifestations de l'affection dont la symptomatologie devait plus tard se compléter.

Les auteurs qui ont consacré quelques lignes au symptôme qui nous occupe ne sont pas nombreux.

Pierre, dans sa thèse de 1880, y fait allusion. Jacob Weiss de Vienne et Nothnagel le signalent.

A. Voisin y consacre un article du dictionnaire Dechambre, à propos d'un épileptique atteint de mérycisme. Ce cas est d'ailleurs complexe ; l'enfant étant idiot présentait des tics multiples.

Il faut arriver à Russel Reynold pour trouver un mémoire important sur la question. Cet auteur étudie tous les troubles interparoxystiques existant chez ses épileptiques et affirme que, dans les *trois quarts* des cas, ses malades souffrent, sous une forme quelconque, de troubles moteurs dans l'intervalle de leurs crises.

Ce *spasme clonique*, décrit par lui, diffère essentiellement en intensité et varie depuis une légère contraction à peine perçue par le malade jusqu'à la secousse qui déplace brusquement le corps entier. « Ces deux ordres de manifestations, dit-il, se dérobent au contrôle de la volonté ; elles se produisent souvent avec un degré d'intensité plus considérable pendant le sommeil qu'à l'état de veille. L'alternance est irrégulière entre l'accès épileptique et les autres troubles moteurs, les points affectés varient également. La distinction est donc facile à faire avec les mouvements spasmodiques qu'on observe parfois dans la méningite chronique et les autres lésions du système nerveux. »

Mais une nouvelle donnée s'introduit maintenant dans les descriptions ; la connaissance aujourd'hui classique d'une même affection existant chez un certain nombre d'individus de la même famille, a inspiré des recherches dans ce sens, pour la myoclonie des épileptiques. Unverricht, le premier en 1891, rapporte l'histoire de 5 enfants, fils d'un père alcoolique, qui, tous, présentèrent le symptôme *myoclonie*. Ils devinrent successivement épileptiques : les petits troubles furent suivis de la grande manifestation convulsive.

Weiss a vu 7 individus appartenant à 4 générations de la même famille qui, sains d'autre part, présentèrent entre 10 et 20 ans des secousses cloniques siégeant dans la face, la tête, le cou, la nuque et les bras ; le tronc était respecté. Remarquons en passant que la localisation notée par Weiss avait été déjà signalée par Calaveri dans sa thèse de 1884. Il donne du symptôme en question la description suivante : « Secousses musculaires revenant par accès, le plus souvent pendant les 2 ou 3 jours qui précèdent ou suivent la crise, pouvant porter sur tous les muscles de la vie de relation, mais paraissant affecter de préférence les muscles du cou et les constricteurs de la glotte. »

Bresler cite le cas d'un frère et d'une sœur issus d'un père buveur qui présentèrent des secousses musculaires vers l'âge de 12 ans et devinrent plus tard épileptiques.

Orazzio d'Alloco, dans un travail important sur la question, attribue une grande valeur à l'épilepsie dans l'étiologie de la myoclonie.

Lundborg enfin, le dernier en date, 1899, rapporte 12 cas de myoclonie observés dans la même famille. Famille autrefois riche, puissante, aujourd'hui dégénérée au plus haut degré par l'alcoolisme, les débauches, les mariages consanguins. De ces 12 malades, tous épileptiques, 8 sont idiots. L'un d'eux n'a été atteint qu'à trente ans ; les autres étaient malades dès 14 ans.

Nous terminerons cet exposé historique en disant que la première tentative de synthèse a été faite à peu près en même temps par Ziehen en Allemagne et par Ranse en France ; ces auteurs ont fait rentrer le paramyoclonus multiplex, la chorée électrique, la maladie des tics dans le groupe général de la myoclonie.

Cette tentative a été reprise par M. le Pr Raymond qui a écrit : « Les diverses modalités de la myoclonie se développent sur une souche commune : la dégénérescence héréditaire ou acquise... Un des produits de cet état dégénératif est représenté par les maladies familiales. Or les affections qui rentrent dans le groupe des myoclonies et qui vont du tremblement fibrillaire à la maladie des tics en passant par le myoclonus, la chorée électrique et le tic non douloureux de la face, peuvent revêtir le caractère familial (Ewald-Unverricht)... Je crois donc pouvoir formuler cette conclusion, à savoir : que le *para myoclonus multiplex* de Freidreich n'est qu'un des anneaux d'une chaine d'états pathologiques qu'on peut à la rigueur englober sous le nom collectif de myoclonie, parce qu'ils sont caractérisés par des spasmes musculaires cloniques. »

Nous adhérons à cette façon de penser tout en croyant que la myoclonie des épileptiques est quelque chose de spécial et qu'on peut revenir à la conception de Ziehen, de Vanlair et Raymond en l'élargissant : la dégénérescence est à l'origine de l'hystérie, de la neurasthénie, de l'épilepsie, et ces affections, tout en restant distinctes, peuvent donner lieu à des manifestations communes.

ÉTUDE CLINIQUE

L'examen que nous avons fait de 150 malades environ atteints d'épilepsie, ne nous a pas permis de constater la proportion donnée par Russel Regnold, d'après laquelle les trois quarts des épileptiques seraient atteints de troubles moteurs plus ou moins marqués. Les troubles légers échappent généralement, trop fugaces pour attirer l'attention des observateurs. Si, d'autre part, l'on s'en tient aux affirmations du malade, que de chances d'être induit en erreur! Le caractère de ces malheureux les pousse à accuser les particularités qu'on recherche, enchantés qu'ils sont de capter la bienveillance du médecin et de voir qu'on s'occupe d'eux. Parfois cependant le contrôle est possible. L'un d'eux se plaignait de soubresauts fréquents localisés aux extenseurs des avant bras. Nous avons pu en effet constater l'existence, dans des pages écrites antérieurement à notre examen, de mots coupés en deux par un trait brusque prolongé au-dessus du texte. Ce trait nous donne en quelque sorte un tracé graphique du soubresaut musculaire. Le fait est d'autant plus remarquable que le malade en question a généralement une écriture régulière.

On a décrit, Féré entre autres, des mouvements bizarres de déglutition involontaire, une accélération extraordinaire et paroxystique de la respiration dépendant de troubles fonctionnels du diaphragme. Mais nous n'avons pas en vue dans notre description toutes ces manifestations. Nous envisagerons seulement la *secousse myoclonique* telle que nous allons essayer de la décrire.

Le malade est occupé à quelque chose et brusquement, sans que rien ne l'en puisse prévenir, il se produit au niveau d'un certain nombre de muscles une détente brusque, soudaine, telle une décharge électrique : le nom de secousse électrique a été proposé. Ceci ne dure qu'une seconde, mais se reproduit de minute en minute pendant plusieurs heures. Parfois l'accident est limité à quelques muscles seulement et généralement les mêmes muscles sont toujours atteints.

L'opinion de Calaveri, d'après laquelle les muscles de la glotte et du cou sont spécialement atteints, ne semble pas avoir été confirmée. La lecture de nos observations, de toutes celles qui ont paru sur le même sujet, indique une prédilection pour les muscles des extrémités. Quelquefois des déplacements de tout l'individu sont observés : il semble mû par un ressort, fait un saut, puis est projeté à terre. Il se relève immédiatement. Généralement les mouvements observés sont dus à l'action des muscles extenseurs. Un malade est assis sur une chaise, il est brusquement déplacé de son siège par l'action de ses jambes qui s'étendent. Ces accidents se répètent et rendent la station debout impossible ; alors les malades se couchent. Le décubitus n'atténue d'ailleurs en rien les secousses qu'ils ressentent. Le sommeil, le froid, les émotions morales n'ont pas d'influence sur ces accidents qui laissent subsister l'intégrité de la conscience et échappent absolument à la volonté.

Le sommeil ne suspend pas ces secousses, avons-nous dit, certains malades, en effet, sont réveillés par elles.

L'examen électrique reste négatif, il n'y a de modifications des réactions musculaires pas plus aux courants faradiques qu'aux courants galvaniques. Les réflexes sont normaux. Et il est important de ne point faire ici une confusion. Charles Beevor (*Brain*, 1882) a, en effet, démontré qu'immédiatement après la phase clonique de l'attaque d'épilepsie, le réflexe patellaire est nettement exagéré et l'on peut provoquer l'apparition du clonus de la cheville. En se plaçant dans des conditions spéciales, c'est-à-dire chez un malade qui a une série, on peut trouver le réflexe patellaire exagéré. Le malade doit être dans ce cas examiné en pleine série et cette série terminée, le symptôme, d'ailleurs très inconstant, a disparu.

Deux faits sont à noter quant à la production des secousses. D'abord, l'influence du sommeil qui n'a pas d'action suspensive; un grand nombre de malades ne sont tourmentés que lors de leur lever et presque tous les jours au réveil. C'est d'autre part l'action de la crise : les secousses se multiplient à l'approche de la grande manifestation épileptique qui suspend d'ailleurs les secousses pendant plusieurs jours. Bien des auteurs affirment que le groupement se fait autour de la crise, aussi bien avant qu'après.

Il importe de préciser, et s'il est vrai que des secousses peuvent s'observer après la crise, c'est que le malade reste en imminence d'accès.

En résumé, nous voyons que la secousse myoclonique des épileptiques est caractérisée par la brusque contraction d'un ou plusieurs muscles sans que la synergie physiologique préside à leur groupement.

La volonté, pas plus que les causes extérieures n'ont d'influence sur leur production ; elles se multiplient le matin au réveil et surtout à l'approche des crises qui, en règle générale, les suspendent pendant quelques jours.

Les observations cliniques suivantes, dues à l'obligeance de M. le Dr Marandon de Montyel et recueillies par M. Maurice Dide, serviront, nous l'espérons du moins, à fixer les idées et à donner quelque poids à nos affirmations.

Observation II (Originale).

An... Henri, 25 ans.

On n'a aucun renseignement sur le père du malade, sinon qu'il était soldat quand il l'engendra.

La mère est morte de variole à l'âge de 36 ans, au moment où le malade actuel avait lui-même 5 ans.

La grand'mère maternelle a succombé à la tuberculose.

Le grand-père, alcoolique avéré, meurt tuberculeux à 55 ans. Du même côté toujours, l'arrière-grand'mère meurt tuberculeuse à 32 ans et son mari meurt asthmatique à 77 ans.

Il n'y a donc, à la connaissance du malade, aucun antécédent épileptique, hystérique ni vésanique dans ce qu'il connaît de sa famille.

La tante, qui a élevé l'enfant, nous affirme qu'il n'a jamais eu aucune manifestation convulsive.

L'accouchement fut normal. Il n'y eut ni éclampsie, ni infection puerpérale. Élevé au sein par sa mère jusqu'à 4 mois, il commença à marcher à 9 mois.

Il n'a jamais été malade jusqu'à l'âge de 13 ans, où il fait une fièvre typhoïde très grave qui le tient au lit pendant 1 mois, il se lève, et au bout d'une semaine, une rechute le fait recoucher pendant 15 jours.

C'est vers les derniers jours de cette rechute que se présente la première crise d'épilepsie, crise caractéristique qui ne se reproduit qu'un an après.

De sa première crise d'épilepsie date un bégaiement léger qui persiste encore à l'heure actuelle.

Depuis la seconde crise, les accès se répètent à peu près régulièrement tous les mois.

A 14 ans, on doit le placer à Bicêtre, où il fait un séjour de 5 ans, dans le service du Dr Bourneville. La plus longue période, qu'il ait franchie sans présenter de crises, n'a qu'une durée de 7 mois.

Il a en tous cas une aura qui n'est pas constante dans sa forme : tantôt ce sont des sensations de constriction dans la tête, tantôt c'est une hallucination de l'odorat, de nature désagréable. Souvent il ressent une propulsion soudaine, fait quelques pas et tombe à terre ; mais il a toujours le temps d'appeler un gardien à son secours.

Ces attaques lui laissent parfois des douleurs dans la région brachiale et scapulaire, le pli du coude même est atteint dans certains cas.

La conscience est parfois atténuée seulement pendant la crise.

Les secousses myocloniques ont apparu à l'âge de 18 ans, en 1891 ; depuis elles ont continué presque tous les jours dans l'intervalle des accès ; l'imminence de ceux-ci rend les secousses nettement plus prononcées.

Ces secousses se répartissent par 25 à 30 séries par jour.

Le 21 novembre 1898, on pratique une injection de 10 centimètres cubes de sérum antitétanique. Depuis, on a injecté 5 à 6 centimètres cubes par jour. Les crises ont disparu depuis le 14.

42 jours se passent jusqu'au 15 janvier où apparaissent 3 crises. On pratique le 25 une injection de 10 centimètres cubes de sérum antitétanique.

Observation III (Originale).

Merm..., coiffeur, 28 ans.

Les antécédents héréditaires de ce malade nous fournissent peu de renseignements.

Le père, exerçant la profession de plombier, est, au dire du malade, d'un caractère violent.

La mère est en bonne santé.

Des deux sœurs du malade, l'une est bien portante et âgée actuellement de 13 ans ; l'autre est morte à l'âge de 5 ans, sans qu'on puisse savoir à la suite de quelle affection.

Quant au malade lui-même, atteint d'une hernie ombilicale à 2 mois, il eut des convulsions assez fréquentes pendant son premier âge.

Il avait 16 ans et demi quand apparut sa première crise d'épilepsie qui se reproduit au bout de quinze jours, et ainsi par la suite.

Ces crises furent d'abord exclusivement nocturnes ; et il se réveillait un peu avant leur début. La perte de connaissance n'est pas chez lui absolument constante.

Son aura part constamment de la jambe droite et lui permet de prévoir sa crise dans la minute qui précède son apparition. Parfois même cette douleur précède de 48 heures la crise elle-même.

Les secousses myocloniques sont chez lui d'une amplitude assez faible et ne vont jamais jusqu'à le faire tomber à terre. Elles font partie des prodromes qui annoncent, quelques jours à l'avance, sa crise. En tout cas, le malade n'en a jamais ressenti plus de 5 à 6 séries par jour.

Observation IV

Lem... Jean, 24 ans, garçon boucher.

Les antécédents héréditaires de ce malade sont assez pauvres en tares névropathiques.

Son père était très sobre, et a succombé à la tuberculose.

Sa mère est vivante et bien portante.

Un de ses oncles du côté maternel aurait eu des attaques de nerfs (?) après boire, sans qu'il soit possible de préciser la nature de ces accidents.

Quant au malade lui-même il eut une naissance laborieuse qui nécessita l'emploi du forceps. Il fut élevé en nourrice et ne présenta jamais aucun phénomène convulsif.

Sa santé est excellente, sauf une angine couenneuse dont il fut atteint à 11 ans et qui du reste guérit rapidement.

Sa première crise d'épilepsie le surprend pendant son travail. Il avait alors 15 ans et demi.

Il entre à l'hospice de Bicêtre et y suit un traitement bromuré dont il n'eut qu'à se féliciter : les crises disparaissent absolument pendant 2 années.

Mais à sa sortie de Bicêtre, il est atteint de nouveau de crises de haut mal, qui s'annoncent en général quelque temps à l'avance par l'apparition de secousses myocloniques.

C'est surtout le matin au réveil, que débutent ces secousses, elles subsistent jusqu'à ce que la crise se soit produite, c'est-à-dire une heure ou deux à l'ordinaire, cependant elles peuvent se prolonger pendant 24 heures et au delà. Le décubitus n'exagère nullement ces secousses et du reste aucune position n'a d'influence bien manifeste sur elles ; une seule chose est constante, c'est qu'elles cessent à l'apparition de l'attaque.

Le malade les compare à une décharge électrique qui le surprend hors de toute prévision ; elles se manifestent sur tous les muscles du corps par une convulsion brusque et passagère ; si le malade se trouve assis à ce moment, il saute sur sa chaise et lui imprime un brusque mouvement rétrograde ; s'il se trouve debout, il tressaute et retombe sur ses genoux, le tout en un clin d'œil. Toutes les minutes le phénomène se renouvelle, en aucun cas il n'a de crise excédant cinq minutes

Dès qu'une crise a lieu, les secousses disparaissent absolument, même si les crises doivent se renouveler en série.

La connaissance est intégralement conservée ; mais tout acte volontaire est interrompu ; une phrase même, en cours d'élocution est suspendue par l'attaque.

Avant le traitement, tous les matins, de 6 à 7, le malade est agité par des secousses myocloniques presque ininterrompues.

Le 10 janvier 1899, Lem... reçoit une injection de 750 grammes de sérum de Hayem, la crise, qui avait été annoncée depuis 3 jours par des secousses très violentes, est conjurée.

Le traitement se continue avec le sérum de Hayem et le sérum antistreptococcique.

Observation V (Originale)

Cop... Em.... 30 ans, cultivateur.

Le père de Cop..., qui exerçait le métier de plombier, est mort de la goutte.

Sa mère est une hystérique nette, coutumière d'accidents de somnambulisme.

Cop... a un frère aîné qui est également hystérique, et parmi ses cinq sœurs, une au moins est atteinte de la grande névrose.

C'est à l'âge de 14 ans que Cop... est atteint pour la première fois de secousses myocloniques. Avec des intervalles d'une ou deux minutes, elles se prolongent pendant une heure ou deux et réapparaissent ainsi tous les 4 à 5 jours, sans accompagnement d'aucun ictus ni perte de connaissance.

Deux mois et demi après l'apparition de ces secousses Cop... subit sa première attaque d'épilepsie généralisée.

Depuis, les secousses ne le quittent plus guère, soit qu'elles se produisent comme manifestation isolée, sans être suivies de grandes attaques d'épilepsie, soit qu'elles annoncent l'imminence de la crise, comme c'est le plus souvent le cas.

L'heure de la journée, pas plus que la position du malade ne semblent avoir d'influence sur la production de ces secousses myocloniques. Ce qui est constant, c'est que l'attaque d'épilepsie les fait disparaître momentanément et laisse au malade une rémission de 2 à 3 jours.

Au commencement, ces accidents myocloniques n'apparaissaient que le matin au réveil, puis ils se sont manifestés au milieu de la journée à des heures indéterminées, apportant ainsi au malade un obstacle sérieux à l'exercice de ses travaux ; il n'est pas rare en effet qu'il soit précipité à terre, de par leur fait.

Le traitement bromuré intensif, qu'on a poussé jusqu'à 18 grammes par jour n'ayant eu pour effet que d'augmenter le nombre des secousses, on pratiqua le 13 janvier 1899 une injection de 1 litre de sérum de Hayem et 10 centimètres cubes de sérum de Marmoreck.

Observation VI (Originale).

Thié... Alp..., 32 ans, polisseur en tabletterie.

La famille de Thié... présente peu de particularités : son père est actuellement en bonne santé, sans tare nerveuse ; sa mère est morte phtisique en 1869.

Il a eu 10 frères qui sont morts en bas âge d'affections indéterminées, un frère de 42 ans et une sœur de 34 ans vivants, sont, au dire du malade, des gens nerveux.

Thié... fut atteint à 17 ans d'une fièvre typhoïde très grave, accompagnée d'escarres fessières, et qui le retint au lit pendant 7 mois.

Des secousses myocloniques généralisées commencent à l'assaillir plusieurs fois par jour, dès l'année suivante, le malade étant âgé de 18 ans. La conscience n'est pas abolie par ces secousses : mais elles laissent à leur suite une céphalée constrictive.

Bientôt après, apparait la première attaque d'épilepsie généralisée et dès lors les attaques se renouvellent.

Aucune aura : le malade s'est maintes fois blessé grièvement, une fracture du nez et des dents de la mâchoire supérieure sont encore constatables.

En 1885, il est interné à Bicêtre pour une période de 18 mois.

Jusqu'alors les attaques n'apparaissent qu'environ une fois par mois.

En 1887, il entre dans le service du Dr Championnier et subit une trépanation de la région rolandique gauche, dont le résultat est de rendre ses attaques hebdomadaires au lieu de mensuelles.

Cette intervention a de plus marqué pour lui une perte de la mémoire assez considérable.

En 1896, il est interné à Ville-Évrard.

En 1897, il se fait une plaie de l'arcade sourcilière droite et est atteint d'une névralgie consécutive.

Le malade a été traité par les injections de sérum antistreptococcique et de sérum antitétanique (9 novembre 1898 et 21 novembre 1898).

Nous n'ajouterons rien à ces observations qui nous semblent compléter suffisamment la description clinique qui les précède. Nous allons essayer maintenant de voir quelle place les secousses myocloniques doivent jouer dans la séméiologie.

ÉTUDE SÉMÉIOLOGIQUE

De nombreuses descriptions ont suivi celle que Freidreich a donnée du paramyoclonus multiplex. Sa conception élargie a abouti à la description générale des myoclonies dont les secousses épileptiques ne seraient qu'une modalité.

Remontons à l'origine de la question afin de tâcher de dégager de cette étude la place que doit tenir dans le cadre séméiologique le symptôme qui nous intéresse.

Le malade qui a servi à la description de Freidreich avait 51 ans, ne présentait aucun antécédent héréditaire. Les convulsions cloniques dont il était atteint éclataient, sans raison il est vrai, au niveau de certains muscles des bras et des jambes, mais étaient exagérées par les impressions morales, le froid, la percussion. Un seul muscle était généralement pris à la fois, en partie même quelquefois, et l'on ne constatait pas de mouvement réel mais plutôt quelque chose d'analogue à la danse des tendons. Les contractions se font généralement dans une série de muscles dans un ordre donné. La position exagère les accidents en raison inverse de l'effort musculaire à produire pour le maintien d'une situation : très accusées dans la position couchée, moins nettes dans la situation assise, presque nulles dans la station verticale.

Les mouvements volontaires et le sommeil ont une action suspensive sur ces manifestations cloniques. La force musculaire et la coordination sont normales; les réactions électriques également; les réflexes sont éminemment exagérés. L'état psychique serait normal.

Cette affection a été nettement séparée, par l'auteur, du groupe des chorées vulgaires dans lesquelles les mouvements résultent de l'action de tous les muscles d'une région où les mouvements anormaux sont le fait de l'incoordination où surtout les manifestations morbides apparaissent à l'occasion d'un mouvement volontaire.

La chorée fibrillaire, assez voisine du paramyoclonus multiplex, en différerait surtout par l'intensité moindre; des contractions paroxystiques fasciculaires en seraient la caractéristique.

La chorée rythmique ou saltatoire des hystériques répète et imite des mouvements voulus : l'acte de nager, de danser, de forger (chorée malléatoire, natatoire). Les secousses se suivent dans un ordre régulier, toujours identique, aboutissant à un acte toujours le même. Quelques sons inarticulés peuvent être émis.

On a récemment isolé sous le nom de myokinie, une variété de chorée fibrillaire survenant exclusivement chez des cultivateurs ne présentant aucune trace de dégénérescence (Bastianelli-Scholter). Cette affection apparaîtrait chez l'adulte, débuterait toujours par les membres inférieurs et présenterait, phénomène important, des troubles subjectifs constants de la sensibilité : fourmillement, sensation de froid, etc. La pression est peu douloureuse, le sommeil, influencé par les contractions fasciculaires et la volonté, sans abolir ces manifestations, peut les atténuer. Les excitations mécaniques les exagérant, l'état des réflexes est variable. L'arthritisme serait constant chez ces malades dont la myokinie parait due à une irritation réflexe partie de la périphérie.

La chorée électrique de Bergeron a un début brusque; elle peut frapper tous les muscles du corps ; la compression d'un tronc nerveux peut arrêter momentanément les mouvements (Joffroy). Elle guérit d'ailleurs rapidement par administration de tartre stibié.

Il n'y a qu'un pas à faire pour arriver à la maladie des tics de Gilles de la Tourette et Guinon, caractérisés par un mouvement involontaire, comme celui de ramasser un objet à terre. Nous avons vu un malade qui présentait la succession de mouvements suivante ; il penchait brusquement la tête à gauche, puis faisait avec le bras gauche l'acte de donner un coup de poing. Un son produit par l'expiration très brusque et semblable à un sifflement était émis.

Les sons peuvent être coordonnés et à l'occasion du tic revient un mot ou une courte phrase toujours identique à elle-même et, chose caractéristique, ayant un caractère scatologique (coprolalie).

Ces malades ont une tendance à répéter un mot entendu (écholalie) ou un geste (eckinesie). Leur état mental est presque toujours celui de la dégénérescence.

L'émathétose décrite par Hammond et l'athétose double par Clay-Chan (1873) est caractérisée par des mouvements de circumduction des membres, du rictus de la face, qui font que l'athétosique semble prendre à tâche, ainsi qu'un baladin, de divertir le public par des grimaces variées et contradictoires (Hallion). Les mouvements sont tout à fait arythmiques, la volonté est impuissante à les interrompre, les émotions les exagèrent toujours. Les membres sont raides (Gowen), les réflexes exagérés. Des troubles mentaux, notamment l'hypocondrie, peuvent coexister (Maurice Dide). La maladie débute pendant les premières années de la vie et dure toute l'existence.

L'exposé rapide de tous les mouvements convulsifs connus avec conservation de la conscience va nous permettre de rechercher dans quel groupe devront être placées les secousses myocloniques des épileptiques. Il n'est pas douteux que le paramyoclonus multiplex est de tous ces symptômes le plus voisin de celui qui nous occupe. Garnier et Santenoise n'ont pas hésité à affirmer en effet que, dans un cas tombé sous leurs yeux, il s'agissait bien de paramyoclonus multiplex associé à l'épilepsie.

Observation VII

Paramyoclonus multiplex associé à l'épilepsie.

J..., originaire du Jura, actuellement âgé de 26 ans, célibataire, est entré à l'établissement le 29 juin 1877. Il était malade depuis

1874. Le certificat pour l'admission le déclarait atteint d'épilepsie avec fugues suivies d'amnésie.

Antécédents héréditaires. — Père et mère vivants et bien portants ; le père est agent de police et paraît normal. La mère a une tête de dégénérée avec un peu d'exophtalmie et de blépharite chronique double.

Une tante paternelle épileptique est morte à l'asile.

Un frère du malade, âgé de 17 ans, est peu développé pour son âge ; une sœur plus jeune est dégénérée au point de vue physique et mental.

Antécédents personnels. — La maladie épileptique remonte à 1874. A cette époque, I...., en jouant sur une place de la ville qu'il habitait, est tombé sur la pointe d'une grille en fer, qui, pénétrant dans sa jambe gauche, à la face interne du mollet (au niveau du tiers supérieur et des deux tiers inférieurs et à 2 centimètres en arrière du tibia), le retint accroché pendant un certain temps.

Malgré ses cris, provoqués à la fois par la frayeur et la douleur qui s'augmentait d'ailleurs à chacun de ses efforts pour se dégager, I.... ne fut délivré que tardivement. On dut l'emporter évanoui. La plaie due à l'accident guérit cependant sans complication en huit jours ; mais dès le lendemain de l'événement, I.... fut déjà pris de secousses qui se manifestèrent d'abord aux paupières, puis aux membres supérieurs, où elles étaient apparentes, surtout au moment des repas, quand l'enfant voulait prendre les objets sur la table ou porter les aliments à sa bouche. Ces mouvements ressemblaient tout à fait, nous a dit le père, à des secousses électriques.

Trois mois après l'accident dont il a été question, I.... tomba dans la rue en poussant un cri : il se serait relevé de suite. Une autre fois, il tomba dans l'escalier. On le conduisit alors à un médecin aliéniste qui diagnostiqua l'épilepsie seule et prescrivit les trois bromures.

Néanmoins, les secousses et les crises continuant, on dut effectuer son placement à l'asile, où nous avons pu l'observer en 1896-1897.

État actuel. — Au point de vue physique, I.... est moins développé que ne le comporte son âge. Il présente comme signes principaux de dégénérescence physique, un développement exagéré de la face par rapport au crâne, de l'asymétrie légère, la voûte du palais en ogive. Le nez est écrasé, mais, par suite de chutes répétées, les lèvres sont épaisses ; la barbe est très peu fournie.

Les fonctions organiques de digestion, respiration et circulation s'accomplissent normalement.

La cicatrice de sa plaie accidentelle est maintenant à peine visible et mesure environ un demi-centimètre de diamètre ; elle n'est douloureuse ni spontanément, ni à la pression.

Il a maintenant une crise épileptique environ par mois.

Au point de vue mental, L... est un débile ; il ne présente pas d'idées délirantes à proprement parler, mais il a ce qu'on appelle le caractère épileptique, c'est-à-dire qu'il est irascible, parfois violent, qu'il réclame continuellement pour des futilités et n'est jamais satisfait.

En l'examinant spécialement au point de vue de son affection nerveuse, voici ce qu'on peut constater. Les secousses surviennent par accès périodiques, mais sans régularité et sans relation apparente avec les conditions extérieures. Le malade peut avoir, par exemple, quatre, cinq ou six jours de calme, puis deux, trois jours au plus, de secousses.

Observé pendant une période de calme, le malade n'offre rien d'anormal dans ses fonctions nerveuses. Les sens sont normaux ; la sensibilité au tact, à la douleur, à la température est conservée, ainsi que le sens musculaire.

L'appareil musculaire est assez développé pour la taille du sujet : pas d'atrophie. Les pupilles égales réagissent bien à la lumière et à l'accommodation. Les réflexes se produisent d'une façon normale.

L'accès d'agitation convulsive survient brusquement, d'habitude pendant la seconde partie de la nuit, ce qui réveille le malade. Les secousses n'acquièrent pas d'abord toute leur intensité, qui va en augmentant, puis en diminuant, jusqu'au retour de la période de calme. Les mouvements cloniques sont d'abord limités aux muscles des membres, puis ils envahissent ceux du cou et du tronc, les masséters, et enfin parfois l'orbiculaire des paupières, à l'exclusion des autres muscles de la face. Les groupes musculaires qui réagissent d'ordinaire synergiquement sont habituellement convulsés symétriquement et à la fois ; il en résulte des mouvements d'ensemble de tous ces muscles.

C'est ainsi qu'on peut noter : 1° des mouvements d'adduction et de flexion de l'avant-bras ; 2° des mouvements d'adduction et d'élévation des bras ; 3° des mouvements d'élévation des épaules ; 4° des mouvements d'adduction des cuisses faisant s'entre-choquer les genoux ; 5° des mouvements de flexion des cuisses, qui font que si le malade est assis, les pieds se soulèvent de terre ; 6° des mouvements alternatifs d'extension et de flexion des cuisses sur le bassin ; 7° des mouvements d'extension de tous les segments du membre inférieur, qui, si le malade est debout, l'obligent à sauter et quelquefois même le font tomber en avant ou en arrière, selon l'attitude du moment ; 8° enfin, des contractions diaphragmatiques, qui rendent la respiration haletante et hoquetante.

Ces mouvements peuvent apparaître isolément, à l'exclusion les uns des autres, et plus accentués d'un côté. Ils se manifestent dans toutes les positions : debout, assis et couché. Même dans cette dernière position, les membres inférieurs sont convulsés, contrairement à ce qui se trouve signalé dans des observations analogues dues au Pr Lemoine, de Lille. Ils le deviennent par petits accès, durant de quelques secondes à quelques minutes, séparés par des intervalles plus ou moins longs, selon le degré d'intensité des phénomènes cloniques ; quand ceux-ci sont au maximum, les intervalles sont très courts, de quelques secondes. Les mouvements ne sont pas rythmiques. L'intensité des secousses cloniques va de pair avec leur fréquence et leur extension. Dans le sommeil, ils disparaissent ; mais comme nous l'avons vu, ils reparaissent aux approches du réveil, de sorte que le malade est souvent rappelé à la conscience, le matin, par le brusque retour de ces mouvements.

La volonté a une certaine action inhibitrice quand les secousses sont peu intenses ; l'effort volontaire peut arrêter en grande partie l'extension des mouvements, au moyen des antagonistes : le malade réussit alors à s'habiller et à s'alimenter. Mais quand les spasmes sont trop forts, il lui est impossible de les réfréner; le malade assiste alors, conscient, à ses crises, sans pouvoir les enrayer. Il ne souffre pas, mais il éprouve une grande lassitude quand l'accès est terminé.

La percussion augmente l'intensité des spasmes : on le constate lorsqu'on veut explorer le réflexe patellaire, par exemple. Celui-ci se produit un peu exagéré, et est aussitôt suivi d'une nouvelle décharge convulsive. Une émotion brusque, même assez légère, provoque également des secousses. Nous devons encore noter chez L.... l'absence de tremblements fibrillaires, cependant signalés dans les observations analogues.

Rappelons-nous maintenant que notre sujet est aussi un épileptique vrai, que ses crises sont habituellement mensuelles et se suivent, au nombre de une, deux ou trois au maximum, à raison d'une crise journalière. Nous avons cherché alors quelle pouvait être l'influence de la crise d'épilepsie sur les secousses ; en d'autres termes, si celles-ci étaient modifiées dans leur intensité par les attaques, et nous avons constaté que L.... étant en imminence de crises comitiales, a des spasmes plus intenses, et inversement retrouve, après une crise, un calme absolu d'un jour ou deux. L'observation de ce phénomène a été faite par le malade, par l'infirmier de la salle, et reconnue exacte par nous.

Avant même de discuter l'opinion des auteurs de la précédente observation, il importerait de savoir si le paramyoclonus multiplex est une affection autonome. — Strumpell, Oppenheim, tout en déclarant que dans bon nombre d'observations on fait une confusion avec l'hystérie, admettent cependant l'existence de cas répondant exactement à l'observation de Freidreich. Depuis lors des observations symptomatiquement identiques à celle du paramyoclonus multiplex ont été rattachées à l'hystérie.

Bottiger nie radicalement l'existence du paramyoclonus multiplex et range tous les cas décrits jusqu'à présent dans la chorée ou dans l'hystérie. Les myoclonies familiales chez les épileptiques ne seraient autre chose que de la chorée dégénérative d'Hutington. Cette opinion est à notre sens manifestement erronée et la myoclonie des épileptiques n'a qu'un rapport éloigné avec la chorée chronique des adultes. Elle n'est pas nécessairement héréditaire, elle naît avant l'âge adulte et diffère essentiellement de la chorée au point de vue symptomatique.

De nouvelles recherches sont nécessaires pour savoir si le paramyoclonus multiplex peut exister en dehors de l'hystérie, si même, étant donné qu'il n'existe pas une seule observation où soient réunis tous les signes donnés par Freidreich, son autonomie est bien réelle. On a publié au contraire un grand nombre de cas qui insensiblement rentrent dans les groupes voisins.

Quoiqu'il en soit, l'assimilation faite par Garnier et Santenoise ne nous paraît pas recevable. La myoclonie des épileptiques est quelque chose de bien spécial à notre sens. La conception qu'on peut s'en faire à la lecture des nombreux cas publiés, sans excepter celui auquel nous venons de faire allusion, est tout autre et nous adopterons à ce sujet les conclusions d'une communication récente de M. Dide à la *Société médico-psychologique*. Cet auteur se fondant sur les rapports intimes des secousses et de l'attaque a proposé pour les secousses le nom de *petit mal moteur*. Cette expression nous semble bien montrer que, en dernière analyse, on peut ramener la secousse à une attaque incomplète strictement limitée aux phénomènes moteurs, de même que le vertige, qui est le petit *mal intellectuel*, sera limité à une suspension momentanée de la conscience.

Unverricht, Seppili, Bresler se sont déjà demandés si cette myoclonie ne serait pas de nature épileptique. Nous n'hésitons pas, avec l'auteur cité plus haut, à répondre affirmativement. N'avons-nous pas vu des cas où l'on peut insensiblement et par gradation successive passer de la secousse myoclonique à l'attaque d'épilepsie confirmée.

L'observation suivante est particulièrement démonstrative à cet égard.

Observation VIII (Originale).

St... est âgé de 23 ans. Il est fils d'un père franchement alcoolique et mort de cirrhose étrophique.

La mère était sujette à des migraines fréquentes.

Quatre enfants sont nés de cette union ; deux sont morts en bas âge de convulsions ; une fille, actuellement âgée de 25 ans, est nettement hystérique, elle est sujette à des crises typiques.

Le malade lui-même a eu quelques convulsions au moment des premières dents, il a eu une santé satisfaisante jusqu'à la puberté, à cette époque il s'est livré à la masturbation. C'est à 14 ans qu'il a présenté les premières secousses : elles se produisaient surtout le matin au réveil et duraient pendant des heures.

Le malade étant debout est sujet à une détente qui le redresse brusquement, le fait en quelque sorte sauter et perdre l'équilibre, de sorte qu'il tombe en arrière, les bras étendus en avant. Tous les muscles du corps semblent prendre part à cet accident.

Ces manifestations se produisent régulièrement en série pendant 5 ou 6 jours, puis disparaissent pendant une dizaine de jours ; mais bientôt les périodes d'accalmie sont moins longues et le malade en vient à consulter le Dr Legrain ; celui-ci, malgré un examen attentif, n'arrive pas à déceler d'attaques nettes d'épilepsie : l'enfant n'a pas uriné tard au lit et cet accident ne lui arrive jamais à présent, il ne s'est jamais mordu la langue et jamais la conscience n'a été abolie pendant les secousses.

Cependant, vers l'âge de 18 ans, les secousses se multiplient, malgré un traitement bromuré institué. La conscience n'est jamais abolie, mais après une longue série il arrive au malade de voir un nuage lui passer devant les yeux ; d'autre part, il existe maintenant des phénomènes d'épuisement consécutifs : les conceptions sont plus lentes, la parole s'embarrasse un peu et un jour on voit après des secousses qui sont de plus en plus généralisées, et qui ont de plus en plus le caractère de la phase clonique de l'attaque, on voit se produire un ictus avec perte de la connaissance, cri initial, morsure de la langue, phase tonique puis clonique, stertor et sommeil consécutif.

Depuis lors les phénomènes se passent toujours dans le même ordre : d'abord quelques secousses légères limitées aux extenseurs des jambes, puis dans l'espace de deux ou trois jours, phénomènes myocloniques de plus en plus intenses, qui font enfin perdre l'équilibre au malade et qui sont accompagnés d'obnubilation incomplète de la conscience, puis en fin de compte l'attaque généralisée.

La conclusion que l'on doit tirer de ces faits est donc absolument ferme ; les secousses myocloniques des épileptiques ont des caractères spéciaux ne permettant pas de les confondre avec d'autres manifestations analogues.

Ces caractères serviraient même à les distinguer d'accidents voisins choréiformes pouvant à la rigueur coexister chez les mêmes malades, encore qu'aucun fait de ce genre ne soit connu de nous.

Ces secousses telles que nous avons essayé de les décrire sont fonction de l'épilepsie ; elles constituent un symptôme au même titre que l'autre, le petit mal intellectuel, à côté duquel elles peuvent être décrites sous le nom de petit mal moteur.

On voit donc que d'après nous les relations entre la myoclonie épileptique et la dégénérescence sont limitées aux rapports de l'épilepsie elle-même avec cette dégénérescence. Rapports qui nous semblent d'ailleurs incontestables.

PATHOGÉNIE

Bien que nous n'ayons à nous occuper ici que du symptôme qui nous intéresse, nous rappelons rapidement les conceptions générales qui permettent de rattacher l'épilepsie à l'auto-intoxication, nous réservant de montrer que le cas particulier n'échappe pas à la théorie générale.

J. Voisin et ses collaborateurs Ferron et R. Petit semblent avoir été les premiers à rattacher l'épilepsie à cette donnée générale : les symptômes cliniques faciles à observer tels que la langue saburrale, l'état défectueux des voies digestives surtout caractérisé par la constipation opiniâtre sont constants.

L'étude de la toxicité urinaire a fourni des résultats discordants selon les observateurs (Denis et Chouppe, Voisin, Féré, Mairet et Vires).

Un argument de haute valeur est tiré de l'analogie frappante entre l'attaque d'épilepsie et l'attaque d'éclampsie ; la nature toxique de cette dernière étant aujourd'hui hors de doute (Bouffe de Saint-Blaise).

Le sang des épileptiques avant la crise a paru hypotoxique et hypertoxiques après (Bololian). — Krainsky, inspectant du sang prélevé au moment de la crise, a pu provoquer chez les animaux des accidents épileptiformes incontestables. Cet auteur attribue les accidents au carbominate d'ammoniaque dérivé de l'urée; cette dernière substance, de même que la potasse, a été trouvée augmentée (Dide et Stennit). Le rapport entre l'urée et l'acide urique normalement de 1 trente-troisième serait augmenté (Haig).

Le chimisme stomacal a donné lieu à des recherches intéressantes; Bellisari constate que la quantité d'acide chlorhydrique contenu dans l'estomac des épileptiques à jeun, est constante et supérieure à la normale; l'acide chlorhydrique libre atteint son maximum après les accès, puis diminue progressivement, sans que l'imminence d'un accès exerce d'influence. Agostini a constaté que le suc gastrique était plus toxique que normalement, surtout peu avant et sitôt après les grandes crises.

Nous reconnaissons volontiers qu'en dehors des expériences de Krainsky, il existe peu de faits positifs. Ces travaux ont cependant une grande valeur, et les autres recherches que nous avons exposés, jointes aux analogies symptomatiques qui existent entre l'épilepsie et l'éclampsie, d'une part, et l'urémie convulsive d'autre part, viennent encore étayer cette théorie.

L'observation suivante semble montrer que des accidents myocloniques peuvent relever d'une cause toxique.

Observation IX (Résumée).

Myoclonie et calculose urique rénale (Mioclonia e calculosi urica renale), par Ferrero.

Femme de 40 ans qui, à la suite d'une peur causée par la vue d'un suicidé, fut prise de secousses musculaires, d'abord limitées aux membres inférieurs, puis étendues aux membres supérieurs et aux muscles du tronc.

Les spasmes musculaires n'ont pas de caractère stable ; ils constituent tantôt un paramyoclonus, tantôt des mouvements fibrillaires ; enfin il s'y est ajouté de la coprolalie. Troubles psychiques : mélancolie, perte de la mémoire pour les faits postérieurs au traumatisme psychique, irritabilité.

Après une amélioration considérable, les spasmes musculaires reparurent très intenses et il s'y ajouta de l'atrophie musculaire, de l'augmentation des réflexes, de l'albuminurie, des phénomènes d'intoxication. Mort ; calculose urique des deux reins, néphrite parenchymateuse, œdème du cerveau.

La malade n'ayant été reconnue ni hystérique, ni neurasthénique, l'auteur se demande quelles ont été les relations entre les lésions rénales et cette myoclonie ayant eu la gravité des chorées mortelles et attenant d'autre part à la maladie des tics. La calculose urique était de date ancienne, vu le volume des calculs et les kystes des reins, ce n'était pas non plus le seul symptôme de la diathèse urique de la malade : son père était mort d'apoplexie et l'autopsie avait permis de vérifier chez la malade des lésions d'artério-sclérose, de pleurésie ancienne, de périsplénite et des végétations verruqueuses de la mitrale.

D'après l'auteur, cette diathèse urique, latente jusqu'alors, aurait été profondément modifiée par le traumatisme moral subi. L'acide urique est vaso-constricteur (Riva-Rocci), des ischémies locales du système nerveux, causées par l'excès d'acide urique dans le sang, ont pu être chez la malade l'origine de troubles nerveux.

En somme, ici, chez une femme affectée de calculose urique, l'urémie semble avoir été la cause étiologique principale du développement d'une myoclonie.

D'autre part, Landouzy a signalé ces secousses chez les alcooliques et Labbé, puis Grasset et Ambland dans le morphinisme chronique.

Nous devons maintenant rechercher quelle est la partie de l'axe cérébro-spinal qui préside à l'éclosion des accidents myocloniques. Nous ne saurions accepter la théorie émise par M. le Pr Raymond qui fait de la myoclonie un phénomène d'origine corticale ; son association à l'épilepsie serait un argument en faveur de l'origine corticale de toutes les myoclonies.

Si cela nous semble incontestable pour la maladie des tics, nous dirons, avec Lisyaro, que, pour la chorée électrique et les tics vulgaires, l'origine centrale est dans les dento-neurones centrifuges infra-corticaux et que pour la myoclonie épileptique, de même que pour la chorée fibrillaire et le paramyoclonus multiplex, le point de départ central est dans les cornes antérieures de la moelle.

L'épilepsie n'est pas seulement la manifestation d'un trouble fonctionnel du cerveau, mais de tout l'axe cérébro-spinal et la symptomatologie complexe qui en découle supporte la synthèse : les hallucinations qui précèdent et suivent la crise, les auras sensorielles, l'abolition de la conscience sont des phénomènes corticaux.

Les autres symptômes sont de nature bulbo-médullaire. On objectera, il est vrai, à notre conception les épilepsies, partielles ou non, ayant pour origine une lésion cérébrale; mais rien ne prouve que les phénomènes convulsifs ne soient pas dus à l'irritation consécutive des éléments moteurs inférieurs du névraxe. Les preuves au contraire de la possibilité de convulsions sans l'intervention du cerveau sont précises et de haute valeur; il y a plus de 40 ans que Brown-Séquard a fait connaître l'épilepsie spinale. Nothnagel, puis Frensbery et Schraff ont démontré que la substance nerveuse de la moelle épinière réagit par des convulsions aux troubles de la circulation. D'autre part Turtcharminow injectant à des chiens, dont les pédoncules cérébraux étaient coupés et le cerveau enlevé, de l'acide phénique, est arrivé à produire des accidents en tout superposables à ceux de la myoclonie.

Nous admettons donc pour notre part que l'agent causal de l'épilepsie (probablement de nature auto-toxique) peut, dans certains cas, agir sur les parties inférieures du névraxe et produire les secousses myocloniques.

TRAITEMENT

Le traitement habituel de l'épilepsie est-il applicable à la myoclonie épileptique?

Bresler avait constaté que dans ces cas l'influence du traitement bromuré était la même sur les secousses que sur les attaques. — Dagouet fils, qui considère les myoclonies comme des manifestations atténuées de l'épilepsie, les a vues survenir chez des malades profondément bromurés; d'autre part, nos malades n'ont subi aucune amélioration par cette méthode; certains prétendent même s'en être trouvés fort mal, et avoir vu le nombre de leurs secousses augmenter.

Bourneville a, dans un cas de cet ordre, essayé le curare à la dose de 10 à 12 milligrammes par jour; mais l'effet obtenu ne répondait nullement à son attente, et des accidents asphyxiques se montrèrent, alors qu'on n'en avait jamais noté jusqu'alors; la mort survient par asphyxie, et le traitement suivi ne semble pas avoir été absolument étranger à ce dénouement fatal.

Les conceptions actuelles de l'influence des maladies infectieuses sur l'épilepsie ont engagé certains auteurs à tenter l'injection de sérums antitoxiques. Les sérums antitétaniques et antistreptococciques ont été essayés, sans toutefois avoir donné d'améliorations bien évidentes.

Le traitement destiné à combattre l'auto-intoxication est encore celui qui a donné les meilleurs résultats, et nous avons vu un malade dont les secousses sont suspendues depuis plusieurs mois : des injections massives de sérum de Hayem ont été faites. Il ne faut pas cependant se hâter de conclure, car les résultats sont discordants.

Nous sommes donc, dans l'état actuel, désarmés devant ce symptôme, plus encore que devant les autres manifestations de l'épilepsie.

CONCLUSIONS

I

Les épileptiques présentent assez fréquemment, dans les périodes interparoxystiques, des troubles moteurs d'intensité variable.

II

Ces troubles ont été décrits sous le nom de secousses myocloniques. Ils s'observent le matin au réveil, et surtout pendant les quelques jours qui précèdent la crise; ce sont des contractions brusques, qui peuvent s'étendre à tous les muscles du corps, pouvant parfois faire perdre l'équilibre au malade. Ils ne sont accompagnés d'aucun trouble de la conscience, ne sont influencés ni par la situation du corps ni par les conditions physiques extérieures; ils peuvent, et cela est assez fréquent, se produire pendant le sommeil. Leur durée élémentaire est environ d'une seconde, mais leur répétition, en série, de minute en minute est la règle. L'attaque classique a généralement une action suspensive de plusieurs jours.

III

Ces troubles peuvent précéder de plusieurs années les grandes manifestations épileptiques; ils peuvent être considérés comme un *symptôme* de l'épilepsie et peuvent être décrits sous le nom de petit mal moteur par opposition au petit mal intellectuel.

IV

Ces manifestations relèvent probablement de la cause générale des manifestations convulsives de l'épilepsie : l'auto-intoxication.

Leur origine centrale semble devoir être localisée dans les cornes antérieures de la moelle.

VI

La thérapeutique est généralement impuissante à agir sur ces manifestations.

INDEX BIBLIOGRAPHIQUE

1822. PRITCHARD. — A treatise on deseases of the nervous system, p. 392.

1852. HERPIN. — Du pronostic et du traitement curatif de l'épilepsie. Genève.

1854. DELASIAUVE. — Traité de l'épilepsie. Paris, in-12.

1867. HAMMOND. — Convulsive tremor. *American Journal of insanity*, p. 185.

1873. LANDOUZY. — Soubresauts muscul. chez un alcool. *Société biol.*, 31 mai.

1881. FRIEDREICH. — Paramyoclonus multiplex. *Virchow's Arch.*, Bd. LXXXVI, s. 421 f.

1882. GRASSET et AMBLAND. — Secousses muscul. dans le morphinisme chronique. *Gazette hebdom.*

1884. COLAVERI. — Secousses musculaires. *Thèse*, Paris.

— BOURNEVILLE. — Secousses musculaires chez un épileptique atteint de mérycisme.

1886. MARIE. — Discussion sur le paramyoclonus multiplex. *Progrès médical*, nos 8 et 12.

— SCHULTZE. — Ueber der Paramyoclonus multiplex. *Neurol. Centralblatt*, n° 16.

1887. DERSELBE. — Un cas de paramyoclonus multiplex. *Arch. de neurol.*, XIII, p. 200.

1888. RANSE. — Sur les myoclonies. *Union médicale.*

1889. VANLAIR. — Des myoclonies rythmiques. *Revue de médecine*, février.

— LEMOINE et LEMAITRE. — Du paramyoclonus multiplex. *Revue de médecine*, p. 1018.

1890. FÉRÉ. — Les épilepsies et les épileptiques. Paris, in-8°.

— GRAWITZ. — Discussion zur Vorstellung desersten Peiperschen falles im Greifswalder medicinischen Verein. *Deuts. medicinische Wochenschrift.*

— CHAUFFARD. — Hémi paramyoclonus multiplex d'origine arthropatique. *Semaine médicale*, p. 90.

1891. UNVERRICHT. — Ueber spinal epilepsie. Leipzig und Wien.

1893. WEISS. — Ueber myoklonie. *Wiener klin.*

1895. RAYMOND. — Des myoclonies. *Semaine médicale.*

1896. WAGNER. — Discussion zu v. Solder's Vortrag (verein fur Psychiatrie und neurologie. Wien. Februar 1896. *Neurologisches Centralblatt*, V, 13-612.

— BRESLER. — Ueber Spinal epilepsie. *Neurologisches Centralblatt.*

1897. ORAZIO D'ALLOCO. — Quelques cas de myoclonie pour la plupart familiaux. Valeur de la myoclonie comme symptôme d'un état dégénératif et surtout de l'épilepsie. *Riforma medica*, 27 janvier 1897, n°° 19, 2 D, 21, 25, 26, p. 223, 237, 247.

— Jules SOURY. — Les myoclonies. *Annales médico-psychologiques*, mai-juin 1897.

— Jules VOISIN. — L'épilepsie, gr. in-8° chez Alcan.

1898. FEIDEL et MEIGE. — Tic du spasme de la face. *Revue neurologique*, 15 mars.

— LUIGI FERRAMINI. — Autointossicationi ed epilessia. *Annali di Neurologia*, fasc. IV et V, p. 329-357.

— TRAMONTI. — Toxicité des urines dans les équivalents épileptiques. *Rivista quindicinale de psicol. psichiat. neuropat.*, an II, fasc. 11-12, p. 165, octobre.

1899. Maurice Dide. — Recherches pathogéniques cliniques et thérapeutiques sur l'épilepsie. *C. R. de l'Académie de méd.*, 10 janvier.

— — La myoclonie épileptique. *C. R. de la Société médico-psychologique*, séance de mai.

CHARTRES. — IMPRIMERIE DURAND, RUE FULBERT.

www.ingramcontent.com/pod-product-compliance
Ingram Content Group UK Ltd.
Pitfield, Milton Keynes, MK11 3LW, UK
UKHW020450230726
13925UKWH00005B/1851